METHODE

AISÉE ET PEU COÛTEUSE,

De traiter avec succès, plusieurs maladies épidémiques, comme la suette, la fievre milliaire, les fievres pourprées, putrides, vermineuses, & malignes; suivie dans différens endroits du Royaume, & des pays étrangers, avec les moyens de s'en préserver; Par M. DE MEYSEREY, Docteur en Médecine, ancien Médecin des armées du Roi en Italie & en Allemagne, résident à Etampes en Beauce.

LE grand nombre de personnes attaquées de ces maladies que j'ai eu occasion de traiter, m'a mis à portée, autant que qui ce soit, de connoître la nature des secours qui peuvent leur procurer le plus prompt soulagement. Je crois devoir communiquer au public le fruit de mes

A

obſervations, & je vais commencer par les plus nouvelles.

Hiſtoire de la ſuette & de la fievre milliaire.

Au mois de Juin de cette année (1752) M. Vedie, Lieutenant - Général au Bailliage Royal, & Subdélégué au département de Dourdan, inſtruit par M. Legros, Curé de Sermaiſe, quoique les Syndics de chaque Paroiſſe aient ordre d'informer Meſſieurs les Subdélégués des maladies épidémiques qui attaquent les hommes, ou les beſtiaux; inſtruit, dis-je, que la Paroiſſe de Sermaiſe, terre appartenant à M. de Lamoignon de Baſville, Préſident du Parlement de Paris, ſituée dans l'élection de Dourdan, Généralité d'Orléans, étoit ravagée par une maladie qui emportoit trois à quatre perſonnes chaque jour, me fit l'honneur de m'engager à me tranſporter ſur le champ à Sermaiſe; il m'offrit même de me donner une brigade de Maréchauſſée, ſuppoſé que je jugeaſſe convenable de faire ouvrir quelques corps, & que j'y trouvaſſe de l'oppoſition de la part de la famille.

Les ouvertures auxquelles répugnent ordinairement les parens, & ſur-tout à la campagne, parmi les gens du com-

METHODE

AISÉE ET PEU COÛTEUSE,

DE TRAITER AVEC SUCCÈS

PLUSIEURS MALADIES

EPIDÉMIQUES,

COMME la Suette, la Fievre Milliaire, les Fievres Pourprées, &c.

Par M. DE MEYSEREY, Docteur en Médecine, &c.

A PARIS,

De l'Imprimerie de LE BRETON, Imprimeur ordinaire du Roi, rue de la Harpe.

M. DCC. LII.

mun , font fouvent néceffaires pour ju-
ger , foit par la diffolution ou la coagu-
lation du fang & des liqueurs , foit par
les inflammations , les fuppurations , les
exulcérations, les gangrenes de différens
vifceres , par les vers qui fe rencontrent
communément , &c. quelles font les ar-
mes les plus propres à combattre & à
fubjuguer l'ennemi ; mais fon caractere
m'étoit trop connu pour avoir befoin de
ce fecours.

Il eft vrai qu'il eût été plus régulier,
qu'en conféquence des avis que M. Vedie avoit eûs, il eût commencé par en
écrire à M. l'Intendant. Mais le tems
étoit précieux ; la terreur s'étoit emparé
de tous les malades , & même des perfonnes faines , qui étoient allarmées,
avec affez de raifon, de la mort fouvent
précipitée , de leurs parens, de leurs voifins , & de leurs amis , dont il mouroit
jufqu'à trois ou quatre par jour. L'expérience n'a que trop fait voir combien la
terreur augmente le danger des maladies, fur-tout épidémiques ; le tems d'ailleurs favorifoit leur progrès. Il faifoit une
chaleur humide , un tems orageux , qui
avoient fuccédé très-promptement à une
température beaucoup plus douce , &
moins brûlante ; conftitution de l'air ex-

trêmement propre à augmenter la difposition putride des humeurs, qui fait le fond
de ces maladies, & leur malignité, & qui
fe trouvoit encore aidée par le régime
pernicieux que fuivoient les malades, &
ceux qui craignoient de le devenir. Il
étoit donc intéreffant, que fans s'affu-
jettir à des formalités, on fe prefsât d'en-
voyer du fecours à ces malheureux ; &
d'ailleurs peut-on pécher par un excès
de zele, vis-à-vis d'un Magiftrat dont
l'humanité eft auffi connue que l'eft celle
de M. de Barentin, vertu qui ne le dif-
tingue pas moins que fon intégrité dans
l'adminiftration de la juftice, qu'il rend
à tout le monde fans acception de perfonne, & dont la piété s'attache principalement à fecourir les pauvres, qui ne
font pas moins précieux à l'Etat qu'à
Dieu ; fe conformant avec plaifir aux in-
tentions de notre Augufte Monarque, qui
leur fait fournir gratuitement tous les fecours néceffaires au rétabliffement de
leur fanté ? Auffi, le zele de M. Vedie
fut-il honoré des louanges qu'il méritoit,
non-feulement pour m'avoir envoyé
fans délai fur les lieux, mais pour s'y être
tranfporté lui-même plufieurs fois, afin
de voir par lui-même le fuccès de mes

foins. Paſſons à l'état où je trouvai les malades qui y furent confiés.

Ils étoient preſque tous baignés de fueurs abondantes ; leur fievre communément n'étoit pas conſidérable, mais ils ſe plaignoient de douleur , ou de peſanteur de tête ; de quelque douleur , & furtout d'un grand reſerrement de la poitrine ; de maux d'eſtomac , & de laſſitudes douloureuſes dans les membres ; de démangeaiſons , & de picotemens fort incommodes à la peau , avant, pendant , & même après la ſortie des ſueurs , des taches pourprées , des puſtules , ou des boutons milliaires. La plûpart des malades avoit de grandes & continuelles inquiétudes, la bouche mauvaiſe , quelquefois amere , des envies de vomir, une peſanteur d'eſtomac , dégoût ou défaut d'appétit , & cependant la langue n'avoit pas coutume d'être chargée , & il n'y avoit ni ſoif , ni ardeur conſidérables. Les malades étoient fort abbatus , & avoient communément le ventre fort reſſerré.

Quelques-uns ont eu des ſaignemens de nez, qui leur ont été peu avantageux, quand ils n'ont pas été fort abondans , quand ils n'ont pas paru de bonne heu-

re , & qui ont quelquefois continué plufieurs heures après la mort de ceux qui
ont péri avant mon arrivée.

Dès les premiers jours de la maladie,
il a paru fur la peau , & particulierement
fur celle de la poitrine , de taches pourprées , & des petits boutons qui n'étoient
pas toujours de la même couleur ; mais
quelques-uns étoient blancs , & reſſem-
bloient à des grains de millet ; ce qui a
fait donner à cette fievre le nom de *milliaire*. Au reſte , la plûpart étoient de la
couleur de la peau des malades , laquelle
devenoit , dans la maladie , aſſez rude
au toucher.

Leur viſage , & particulierement les
joues & les yeux , étoient preſque toujours rouges & enflammés.

Cette maladie commençoit plûtôt la
nuit que le jour : rarement elle attaquoit
des perſonnes fort âgées, ou en bas âge,
& dans ce cas elle a rarement été funeſte ; elle n'a pas non plus attaqué beaucoup de femmes & de filles d'un âge
moyen , & ne leur a pas été fort perni-
cieuſe. Elle a été beaucoup plus commu-
ne chez les hommes les plus jeunes & les
plus vigoureux, dont elle a fait périr les
uns en quinze ou dix-huit-heures ; d'autres , après un plus long terme , mais qui

s'eſt rarement étendu au-de-là de dix ou douze jours.

Preſque tous ceux que la maladie a emportés, ſont morts dans le délire, ou dans l'aſſoupiſſement, & quelquefois avec de grands cours de ventre de matie-res extrêmement püantes. Les cadavres de ceux qui mouroient étoient prompte-ment attaqués d'une gangrène qui pro-duiſoit une ſi mauvaiſe odeur, qu'on étoit obligé de les enterrer peu de tems après leur mort.

Telle eſt l'hiſtoire de la maladie que j'avois à traiter ; mais dont les accidens m'ont cauſé bien moins d'embarras que les préjugés dont les malades étoient at-taqués ; préjugés bien plus difficiles à dé-truire dans les campagnes, où l'on a af-faire à des perſonnes ſouvent peu inſ-truites, mais dont on n'eſt point toujours exempt dans les villes, où l'on y eſt communément attaché avec aſſez d'opi-niatreté, ſur-tout parmi le menu peuple.

L'uſage de ces malades, étoit de s'ac-cabler ſous le nombre des couvertures ; plus elles étoient peſantes, plus ils étoient contens ; ſouvent ils y ajoûtoient, prin-cipalement ſur les pieds, des habits, des jupons, & même des lits de plume : ils ſe gardoient bien de tirer les bras du lit,

A iiij

& de changer de linges à mesure qu'ils étoient trempés par la sueur. Leurs chambres étoient exactement fermées, & souvent il y avoit du feu ; leurs bouillons étoient faits de bœuf & de poule, & salés comme ou presque comme pour des gens en santé : ils en prenoient toutes les heures, & souvent plus fréquemment. Le vin avec le sucre, l'eau-devie, des sudorifiques, & des cordiaux chauds, étoient continuellement employés ; il y en avoit même qui mangeoient tout ce que leur suggéroit une imagination déréglée, ou ce que leurs parens, ou amis leur conseilloient.

Il est aisé de concevoir combien une pareille conduite doit être nuisible dans une fievre inflammatoire, accompagnée d'une pourriture manifeste dans les premieres voies ; je veux dire, dans l'estomac & dans les intestins. *Plus on nourrit les corps impurs*, dit le plus grand de tous les Médecins, *& plus on leur fait de tort.* Des bouillons si succulens, & si fréquemment répétés, ne pouvoient donc qu'être fort nuisibles, sous quelque point de vûe qu'on les envisage : aussi, est-ce à l'excès de nourriture, même la plus saine en elle-même, & au défaut des purgations convenables, données avec ména-

gement dès les premiers jours de la maladie , que j'attribue principalement les
abondantes déjeƈtions fœtides qui épui-
foient quelquefois les malades , &c.

Quant au régime échauffant que les
malades fuivoient , dans la vûe , difoient-
ils , de faire fortir le venin , ou d'en empêcher la rentrée , il faut ne point connoître la nature des fievres , fur-tout inflammatoires , pour n'être pas perfuadé
que rien n'eft plus pernicieux. Il y a déjà long-tems que le judicieux Sydenham
a dit que celui qui a donné le premier l'i-
dée de ce venin , le plus fouvent imagi-
naire , a été plus funefte au genre humain
que l'inventeur de la poudre à canon.
Ce venin eft ordinairement l'effet de ce
régime , en portant l'inflammation dans
toutes les liqueurs ; & il eft doublement
dangereux dans les maladies accompagnées de pourriture dans les premieres
voyes ; parce qu'il les exalte , & les met
dans le cas de paffer dans le fang , dont
elles augmentent le défordre & la cor-
ruption , s'il en eft atteint.

Un autre préjugé , pour le moins auffi
préjudiciable , eft l'averfion prefque in-
furmontable que je trouvai contre la faignée , qui eft cependant le remede le
plus approprié aux maladies inflamma-

toires. Le fondement de cette averfion,
eft la crainte de faire rentrer le préten-
du venin , ou d'empêcher fa fortie ; &
cependant l'expérience fait foi , que dans
les maladies venéneufes , il n'y a fouvent point de fecours plus efficace pour
le faire fortir. Je parle de celles où l'ardeur de la fievre rend la peau fi roide ,
qu'elle ferme un obftacle invincible à la
fortie du poifon , qui caufe & entretient
la maladie. Ce n'a pas été fans peine que
j'ai pris le deffus fur ces préjugés , & j'ai
peut-être moins d'obligation d'avoir ren-
du les malades dociles à mes remontran-
ces , à la force de mes raifons & de la
vérité , qu'à la confiance qu'ils avoient à
M. Legros leur Curé. C'eft avec bien de
la raifon qu'ils l'ont donnée à ce digne
Pafteur , lequel n'a rien eu de plus à
cœur que de remplir fcrupuleufement
tous les devoirs de fon état, & qui leur
a été d'un fecours très-efficace par les au-
mônes abondantes & fecretes qu'il leur
a faites ; qui a même tenu fouvent les
plats , ou les écuelles dont on fe fervoit
manque de palettes , ou la chandelle ,
quand il fe faifoit des faignées , où les
parens , ou les voifins , ou les amis ne
vouloient pas toujours aider , ni quelquefois être préfens , de crainte de ga-

gner la maladie : je le répete, je n'aurois
peut-être pû furmonter les préjugés, fans
le fecours de M. Legros. J'avois cependant, indépendamment des raifons tirées
de la nature des fievres inflammatoires
& putrides, des obfervations concluantes à faire valoir ; car je pouvois citer
des exemples, pris dans le lieu même,
de malades affez heureux pour s'être tirés des bras de la mort, au moyen des
hémorrhagies abondantes que la nature
avoit produites par le nez, ou par d'autres parties. Je crois auffi que le fort funefte d'une grande quantité de ceux qui
s'étoient traités à leur fantaifie, a beaucoup contribué à la docilité des malades,
& qu'ils ont jugé que, mourir pour mourir, autant valoit faire l'effai d'une méthode oppofée à leurs préjugés, que de
courir les mêmes rifques en la fuivant.

Ainfi, la crainte de la mort, qui augmente toujours, & qui fait fouvent le
feul danger des maladies épidémiques,
a pû produire un effet falutaire. Mais il
eft tems d'en venir au traitement. J'ai
commencé par interdire l'ufage de toutes fortes d'alimens ; j'ai fait, autant qu'il
a été poffible, éteindre le feu, ouvrir
les portes & les fenêtres des chambres
qui n'étoient point expofées à un foleil

trop ardent, ni à recevoir un trop grand raffraichiffement ; j'ai fait décharger les malades du poids des couvertures, leur permettant d'en garder une légere , & leur ai non-feulement permis de tirer les bras hors du lit, mais je leur ai confeillé de le faire ; que dis-je ? de fe lever , pour tempérer la chaleur dont ils fe plaignoient ; il eft vrai que je ne voulois pas qu'ils fe tinffent trop long-tems à l'air , quand ils étoient foibles, mais feulement, alors, autant qu'il étoit néceffaire pour faire leur lit , ou pour rendre un lavement , ou pour aller à la felle. Je remarquerai même , en paffant , que j'ai obfervé que ceux qui étoient couchés fur la plume s'en trouvoient plus mal , & qu'il feroit beaucoup plus avantageux qu'on pût mettre les malades de ces fortes de maladies , & même auffi des fievres ardentes , ou chaudes , fur des matelats, ou fommiers de crin , ou dans un befoin , fur une fuffifante quantité de bonne paille , qui ne fût point dure ni trop rude.

Je confeillois à ceux qui ne vouloient pas fortir du lit , d'y refter fur leur féant , ou du moins de s'y tenir la tête fort élevée , ayant foin qu'ils fuffent garantis des atteintes du froid. Il y a long-tems

que j'ai obfervé, qu'en obligeant les malades à fortir du lit, ou de s'y tenir au
moins la tête fort élevée, on diminue
fouvent la fievre, ou l'on empêche que
la tête ne s'embarraffe. Cette attention, toute légere qu'elle puiffe paroî-
tre, m'a auffi fouvent réuffi pour déga-
ger la tête quand elle étoit pefante ou
douloureufe, quand il y avoit tranfport,
ou affoupiffement, avec un pouls grand,
dur, ou embarraffé.

Je recommandois foigneufement de
changer de chemife, de bonnet de nuit,
ou du moins de coeffe de bonnet, & de
draps, voulant feulement qu'ils fuffent
bien nets & bien fecs. Il m'importoit peu
qu'ils fuffent blanchis depuis peu, ou
qu'ils euffent fervi à des perfonnes faines
dont la fueur, ou la tranfpiration qui s'y
attachent affez fouvent, en peu de tems,
peuvent devenir contraires aux malades
qui s'en fervent alors, malgré les préjugés établis à cet égard chez les gens de
la campagne fur-tout, qui voudroient
toujours préférer cette derniere efpece
de linge. Lorfqu'il n'étoit pas poffible de
changer de draps, j'en faifois gliffer &
étendre fous les malades, ou bien j'y faifois couler des ferviettes, & je faifois
bien effuyer les malades. Ces attentions

font fondées fur une raifon palpable ;
c'eſt qu'outre la malpropreté & la mauvaife odeur qui leur étoient fort à charge, & à ceux qui en prenoient foin, il
arrivoit néceſſairement que les pores ab-
forbans de la peau faiſoient rentrer dans
le fang une partie de l'humeur qui y ref-
toit attachée, laquelle, par fon refroi-
diſſement, ou par les fels âcres qu'elle
tenoit en diſſolution, produiſoit un fen-
timent de froid, ou rendoit les malades
fort fenſibles au moindre contact de l'air ;
ce qui les engageoit à uſer de cordiaux
chauds, de vin, &c. ou à avoir recours
à la multiplication des couvertures, &c.
toutes choſes qui ne faiſoient qu'augmenter la maladie, à moins que ce ne fût le
cas d'une fueur, ou d'une moiteur criti-
que, ou de la fortie du pourpre, ou de
boutons milliaires auſſi critiques, c'eſt-
à-dire, qui fiſſent ceſſer, ou qui du môins
diminuaſſent conſidérablement la fievre
& fes principaux accidens. Or, ces cas
font extrêmement rares dans cette maladie, & même dans les autres maladies
aigues, fi ce n'eſt dans l'état, & encore
bien plûtôt dans le déclin où la nature
provoque quelquefois des fueurs, ou des
moiteurs, &c. falutaires, & qui ne font
pas accompagnées de chaleur de la peau

beaucoup plus confidérable que celle
d'une perfonne faine ; chaleur, par con-
féquent, qui ne fuppofe qu'une fievre
médiocre. Il feroit contre la prudence,
dans ces cas, de permettre aux malades
de fortir du lit, d'y refter affis, & de
changer de linges, à moins que les leurs
ne foient extrêmement mouillés, ou ne
fe refroidiffent. C'eft, au contraire, le
cas d'aider la fortie de l'éruption quelconque, par l'ufage d'un peu de bon
vin ; ou de quelques cordiaux chauds,
& même de feu allumé, fi l'air eft froid,
dans la chambre des malades, qu'on peut
alors plus couvrir dans leurs lits ; mais il
eft bon d'avertir que ces cas demandent
le confeil & fouvent même la préfence
d'un Médecin prudent & éclairé, qui di-
rige de maniere les remedes dont je viens
de parler, qu'il n'en arrive point d'exal-
tation dans les matieres corrompues qui
peuvent fe trouver dans les premieres
voyes, & dans la maffe du fang & des
liqueurs ; ce qui les rendroit bien plus
malfaifantes, & cauferoit aux malades
plus de mal, que l'éruption ne leur pourroit produire de bien ; ou bien il pourroit en réfulter un dangereux redouble-
ment de fievre, par la fimple raréfaction
du fang & des humeurs, occafionnée par

une trop grande chaleur quelconque.

La boisson que je fis substituer au vin, à l'eau-de-vie, aux cordiaux, étoit une grande quantité de petit-lait, bien passé, tiré du fromage, & un peu aigre, s'il étoit possible, que je faisois boire froid : ils nomment ce petit-lait, *clair de lait*, & je remarque cette expression, pour prévenir une bévue où sont tombés plusieurs d'entr'eux, qui ont pris pour du petit-lait, du lait entier non caillé. Je préférois cette boisson à la tisanne de racines de fraisier, à de bonne eau fraiche & pure, ou à de l'eau panée, que je laissois cependant prendre au choix des malades, suivant leur goût ; parce que le petit-lait leur étoit plus salutaire, & qu'il pouvoit souvent leur tenir lieu de bouillon.

Quant au bouillon, je le faisois faire avec le maigre de veau, & sur-tout avec le jarret, y faisant bouillir quelques laitues, & interdisant absolument le sel & tout autre assaisonnement : je ne permettois aux malades d'user de vin, & de bouillons faits avec le bœuf & la poule, & un peu de sel, que quand la chaleur de leur peau étoit devenue peu considérable, ou au plus égale à celle d'une personne en santé ; & quant aux alimens solides,

folides, je les interdifois, jufqu'à ce que
les malades fuffent abfolument fans fievre, que l'appétit & le goût leur fuffent
revenus, & qu'ils euffent été fuffifamment purgés ; je veux dire, quand leurs
felles n'avoient prefque plus de mauvaife odeur : encore ne voulois-je qu'ils prif-
fent alors des alimens de facile digestion que peü-à-peu, & en augmentant par
degré la quantité, ayant égard à leurs
forces actuelles, à la longueur, à la brié-
veté de leur maladie, & à la quantité,
plus ou moins confidérable des évacuations naturelles, ou artificielles qu'ils
avoient fouffertes.

Les remedes que j'ai employés pour
combattre & furmonter cette maladie,
font en petit nombre, & prefque tous
fort fimples. Le premier eft la faignée,
remede auquel on avoit eu quelquefois
recours avant mon arrivée, mais fans
aucun fuccès, foit parce qu'on n'avoit
point tiré du fang en fuffifante quantité,
ou parce que ce fecours avoit été adminiftré trop tard, à caufe de l'oppofition
qu'y avoient apportée les malades, leurs
parens, ou leurs amis ; ou parce que fon
effet avoit été contre-balancé d'une part
par un mauvais régime ; & d'une autre,
n'avoit point été fecondé par les purga-

B

tions , les rafraichiffemens , le change-
ment de linge , *&c.* tous fecours contre
lefquels les malades étoient trop préve-
nus , & defquels dépend cependant fon
bon effet , fur - tout quand il y a diffolution putride dans le fang , ou même de
fimples matieres corrompues dans les
premieres voyes où elles s'exaltent , &
deviennent bien plus malfaifantes , à
moins qu'on ne les évacue promptement.
Mais ces raifonnemens faifoient peu d'im-
preffion fur gens qui n'envifageoient que
l'écorce des chofes , & qui reprochoient
à la faignée fon infuffifance , fondés fur
des obfervations infidelles , & qu'ils n'é-
toient point en état de faire avec plus
d'exactitude. Je vins cependant à bout de
déterminer les malades à fe faire faigner,
en leur faifant remarquer les hémorrhagies falutaires qui étoient arrivées ; en
leur repréfentant que le défaut de faignées étoit en partie la caufe de la gan-
grene qui s'emparoit fi promptement des
cadavres des perfonnes mortes de ces
maladies ; enfin , en les affûrant que ce
remede , bien adminiftré , & fecondé par
d'autres fecours , m'avoit toujours réuffi dans des cas femblables , defquels je
leur fourniffois d'ailleurs des preuves
bien convaincantes , en leur en faifant

voir des hiſtoires imprimées & approuvées.

Lorſque je trouvois les malades dociles, je ne perdois pas de tems, & je faiſois tirer la valeur de quatre ou cinq bonnes palettes de ſang du bras, quelquefois plus, quelquefois moins, ſuivant leurs forces. J'ai pourtant obſervé que leur prompt affoibliſſement n'a point eu de mauvaiſes ſuites ; au contraire, la foibleſſe dans laquelle quelques-uns ſont tombés, & dont d'autres ont été menacés dans le tems de la ſaignée, ou peu de tems après qu'elle a été faite, a été diſſipée ſur le champ, & plus ſouvent encore empêchée par le ſimple abbaiſſement de leur tête, & par quelques verrées d'eau fraiche, ou de petit-lait, jettées ſur leur viſage, ou que je leur faiſois avaler.

Le ſang, quoique ſuffiſamment refroidi dans des écuelles, ou dans d'autres vaiſſeaux profonds, les plus convenables pour reconnoître ſa diſpoſition, a toujours paru d'un beau rouge, ou fort vermeil, ſouvent écumeux, ſe fendoit & ſe déchiroit très-facilement, & étoit aſſez fourni de ſéroſité, ou d'une eau rouſſâtre ou rougeâtre.

Lorſque les malades n'avoient pas le

pouls fort grand , ou dur , & fur-tout
quand ils n'avoient ni douleurs confidérables de poitrine , d'eftomac , de bas-
ventre , de tête , ni de tranfport , ou d'autres accidens qui me fiffent craindre l'inflammation de quelque vifcere , je ne
faifois gueres réiterer la faignée ; encore
la feconde étoit-elle moins forte que la
premiere. Je n'ai jamais paffé la troifie-
me , c'étoit pour une perfonne jeune &
vigoureufe dont les accidens étoient me-
naçans ; communément, il ne falloit pas
repeter fi fouvent ce remede pour les
faire totalement difparoître, ou du moins
pour les diminuer affez pour n'en avoir
plus d'inquiétude.

Quant aux femmes groffes , on peut
les faigner fuivant le befoin ; mais il ne
faut pas leur prefcrire des faignées auffi
amples qu'on le feroit fi elles n'étoient
point groffes , ayant plus de ménage-
ment pour elles dans l'ufage des remedes dont je vais parler.

Environ une heure & demie après la
premiere faignée, quelquefois fans avoir
fait précéder ce remede , comme il arrivoit lorfqu'il ne me paroiffoit point indifpenfable , à quelque heure que ce fût du
jour, ou de la nuit, que les malades euffent ou non l'eftomac plein d'alimens ,

je faifois diffoudre dans un peu d'eau ou
de petit-lait , cinq ou fix grains de tartre
ftibié , qu'on verfoit enfuite dans quatre
ou cinq bonnes verrées d'eau fraiche ou
de petit-lait , que je faifois prendre peu-
à-peu ; les deux premieres à la diftance
d'environ trois quarts d'heure , jufqu'à
ce que les malades euffent fuffifamment
vomi. Si ce remede ne leur faifoit pas
rendre au moins une ou deux verrées de
bile, je leur faifois boire beaucoup d'eau
chaude, & même peu d'heures après je
réitérois la prife du tartre ftibié dont je
viens de parler , & dont j'augmentois
quelquefois la dofe , quand j'avois affaire
à des malades qui avoient l'eftomac chargé d'alimens depuis peu , ou qui étoient
fort difficiles à faire vomir , ou enfin qui
fuoient beaucoup , foit par la nature de
leur maladie , ou du mauvais régime auquel ils s'attachoient avec opiniâtreté ;
ce qui rendoit fudorifique le tartre ftibié , & plus encore le kermes minéral
que je fus obligé d'abandonner pour
cette raifon , à caufe de la diffolution que
ce remede caufoit dans les matieres corrompues, lefquelles paffant dans le fang,
au lieu de fortir hors du corps, en aug-
mèntoient ou renouvelloient la fonte.
Et comme le kermes minéral a naturel-

lement de la difposition à devenir fudorifique , je m'abftins entierement de fon
ufage , à moins qu'il n'y eût complication de gros rhumes , ou de fluxions de
poitrine, ainfi qu'il s'eft trouvé chez deux
vieilles femmes. Il eft indifpenfable d'a-
voir égard à ces cas de complication , &
l'on eft quelquefois obligé de traiter particulierement les maux ou les accidens
les plus confidérables qui preffent da-
vantage ; tout l'art confifte alors à employer des remedes qui puiffent enlever
des accidens étrangers , fans nuire au
fond de la maladie.

J'ai déjà dit qu'il faut avoir des ména-
gemens pour les femmes groffes. Il ne
faut point leur donner l'émétique , mais
fe contenter de leur faire prendre de
fimples purgatifs , point violens , ni irri-
tans , à moins que leur vie ne foit dans
un danger imminent, qui permet ou obli-
ge de donner quelque chofe au hafard.
Car je regarde le vomiffement comme
fort dangereux dans cet état, & fur-tout
depuis le commencement de la groffeffe
jufqu'au quatrieme mois, & depuis le
feptieme jufqu'à la fin , l'enfant étant
alors plus aifé à détacher. Au refte, ce
n'eft pas fans regret qu'on voit les femmes groffes privées de ce fecours qui fai-

foit rejetter beaucoup de bile par la bouche , & rendre par les felles une très-grande quantité de matieres , d'abord fort épaiffes , & toujours de très-mauvaife odeur, dont l'évacuation produifoit un mieux fenfible.

L'opération de ce remede étant achevée depuis quelques heures , je faifois réitérer la faignée , lorfque les circonftances l'exigeoient ; mais je me trouvois ordinairement beaucoup mieux de l'ufage continué du tartre ftibié en eau minérale , dont je diminuois la dofe , n'en mettant que quatre ou cinq grains dans huit ou dix verrées de petit-lait , ou d'eau fraiche , ou d'eau panée bien coulée , de peur que le tartre ftibié ne s'attachât au pain ; j'en faifois prendre un verre , environ de trois en trois quarts-d'heure. Cette pratique a produit de très-bons effets , fur-tout quand les felles des malades étoient épaiffes , ou fentoient fort mauvais ; ou quand il y avoit douleur ou pefanteur de tête , ou tranfport au cerveau ou affoupiffement. Dans ces deux derniers cas , principalement dans l'affoupiffement , j'étois même quelquefois obligé de doubler , ou de tripler la dofe du tartre ftibié ; ce qui arrivoit lorfque les malades ne vouloient point prendre

de lavemens , ou d'autres purgatifs ; &
parce que le tranſport , & encore plutôt
l'aſſoupiſſement où étoient les malades ,
diminuoient beaucoup , ainſi qu'ils ont
coutume de faire en pareil cas , l'action
de ce remede , celle de tout autre purgatif , & même des lavemens. Les purgatifs que je faiſois prendre pour aider
l'action des émétiques , étoient une légere infuſion de ſenné , où je faiſois dif-
ſoudre la manne & le ſel de ſeignette ,
remedes incapables de produire alors
une augmentation conſidérable de chaleur. Je faiſois prendre auſſi quelquefois
la manne & la rhubarbe , ou le catholicon double , lorſqu'il y avoit cours de
ventre , mais ſans douleurs vives ou continuelles.

Je faiſois prendre des lavemens le plus
qu'il étoit poſſible ; ce remede étant fort
propre pour débarraſſer la tête , & pour
aider l'action du tartre ſtibié en eau minérale , ou de tout autre purgatif , & d'ailleurs étant indiqué par le grand & fré-
quent reſſerrement du ventre des malades. Mais il étoit quelquefois impoſſible
d'y avoir recours , faute de ſeringue , ou
de gens qui ſçuſſent s'en ſervir , quelque
fois auſſi faute d'avoir le tems d'inſtruire
à les donner , à cauſe de la quantité de malades

lades que M. Duclos , Maître Chirurgien établi à Dourdan , & moi , étions
obligés de voir , souvent plusieurs fois
par jour , & dans un grand nombre de
hameaux ou de censes éloignés les uns
des autres ; ce qui nous donnoit beaucoup de peine pour leur donner les pres-
sans secours dont ils avoient besoin , &
pour détruire leurs anciens préjugés.

En suivant exactement la méthode que
je viens de décrire , j'ai été rarement
obligé d'avoir recours à la saignée du
pied , ou aux vessicatoires , qu'on appli-
que avec beaucoup de succès dans les as-
soupissemens qui ne sont point accom-
pagnés de fievre , ou de chaleurs consi-
dérables , les accidens étant ou préve-
nus , ou promptement dissipés par ma
pratique ; & j'ai eu la satisfaction de voir
guérir tous ceux qui ont été confiés à
mes soins , au nombre de près de qua-
tre-vingt , si l'on en excepte un ou deux
auprès desquels je n'ai été appellé que
fort tard , & qui d'ailleurs n'ont point
voulu renoncer entierement aux préjugés dont j'ai parlé. Les personnes mala-
lades que j'ai fait saigner , purger , raf-
fraichir , mettre à leur aise dans le lit ,
&c. avant la sortie de la sueur , du pourpre , des boutons , des pustules milliai-

res, en ont été exemptes, & presque toutes guéries dans deux ou trois jours.

La Paroisse de Sermaise n'a point été la seule où ma méthode ait réussi ; plusieurs des environs, où la même maladie s'est répandue, & où la terreur qui l'avoit devancée ne l'avoit peut-être pas rendue moins funeste, s'en sont également bien trouvées. J'observai cependant, pour n'avoir point de redoutables accidens à combattre, de ne point dire que c'étoit de la maladie qui regnoit à Sermaise que les malades étoient attaqués.

Bien des gens se persuadent que les Medecins ne se garantissent des maladies contagieuses qu'au moyen de quelques préservatifs ; mais il faut leur apprendre notre secret. Nous sommes exempts de la crainte, & notre régime, dans le tems de ces maladies, est plus exact que jamais ; nous ne mangeons ni buvons, nous tâchons même de ne pas avaler notre salive dans les endroits où l'air est fort mauvais ; nous lavons, ou du moins nous essuyons bien nos mains après avoir tâté le pouls des malades, sur-tout quand ils suent, ou quand nous suons nous-mêmes, ou quand nous sommes fort échauffés. Dans ces circonstances, nous tâchons d'attendre un moment avant que de leur tâter le pouls, ou de leur toucher fimplement la peau, & même d'approcher de fort près d'eux ; nous ne refpirons point de près, ni longtems, leur haleine ; nous changeons fouvent de linges ; nous prenons plûtôt un peu moins que plus de bons alimens & de facile digeftion, & de boiffons échauffantes ; nous faifons de notre mieux pour entretenir notre corps dans un état de chaleur tempérée. Avec ces précautions, M. Legros, M. Duclos & moi, nous nous fommes toujours bien portés à Sermaife ; nous nous affeïons quelquefois fur le bord des lits des malades, afin de les confoler, & de poùvoir diffiper la crainte & la confternation où étoient la plûpart des perfonnes faines qui n'ofoient fouvent en approcher, de peur de gagner la même maladie.

. Quant aux préfervatifs qui fe font acquis quelque réputation, comme le vinaigre des quatre voleurs, le camphré, le thériacal, celui où on a fait infufer des feuilles de rue, ou d'abfynthe, ou autres plantes de forte odeur ; les eaux ou les teintures fpiritueufes des plantes aromatiques, dont on fe frotte le nez & les temples, qu'on refpire, ou même dont on avale un peu ; les parfums qu'on employe, comme l'encens, le genièvre, le soufre, le vinaigre, &c. brûlés dans un réchaut, ne font souvent d'autre effet que d'empêcher de fentir la mauvaife odeur des malades, ou des chofes fœtides qui en fortent, &c. & peut-être que diffiper la crainte par la confiance qu'on y a. Or, je l'ai déjà dit, rien n'eft plus propre que la crainte à caufer des maladies épidémiques, comme je l'ai obfervé une infinité de fois en France & dans les pays étrangers, & fur-tout en tems de guerre, particulierement dans les villes affiégées ou bombardées, où feulement menacées de l'être, & dans les endroits expofés aux malheurs de la guerre, ou qui en font menacés par rapport au voifinage de ce fleau. Ces différens moyens de fe préferver & d'être guéri de prefque toutes les maladies épidémiques, contagieufes, ou non, feront bien plus amplement détaillés dans ma Médecine d'armée, qui fera imprimée l'année prochaine.

J'ai déjà dit que ce n'étoit pas pour la premiere fois que la méthode que je viens d'expofer m'a réuffi. Je me bornerai à citer ici la Paroiffe de Nogent-Lartaud, fituée dans l'Election de Château-

Thiery , Intendance de Soiſſons. Il y ré-
gna en 1739 une fievre pourprée & milliaire , qui avoit été funeſte à preſque
tous ceux qu'elle avoit attaqués avant
mon arrivée , & qui céda promptement
à la méthode que je viens de détailler.
Paſſons à l'hiſtoire des autres fievres que
j'ai annoncées dans le titre de cet ouvrage.

*Hiſtoire des fievres pourprées , putrides , ver-
mineuſes , malignes , épidémiques , que
j'ai traitées l'année derniere ; où je fais ,
par occaſion , des remarques importantes
ſur le traitement des maladies inflammatoires en général , & ſur quelques points
intéreſſans de la pratique.*

Pendant le mois de Janvier de l'année
derniere , M. Goupil , Avocat en Parlement , & Bailli de Merobert , terre appartenant à M. le Maréchal de Balin-
court , ſituée dans l'Election de Dourdan , Généralité d'Orléans , me pria de
donner mes ſoins à un grand nombre de
malades , preſque tous pauvres , attaqués d'une maladie très-grave , dont M.
Vedie , Subdélégué à Dourdan , ne fut
inſtruit qu'après qu'elle fut heureuſe-
ment terminée. Je trouvai trois fois plus
de femmes & d'enfans malades que

d'hommes ; il en étoit mort trois avant mon arrivée, tous trois dans le délire & l'assoupissement, & l'on avoit observé sur leur peau des éruptions pourprées, &c. ils avoient saigné du nez, presque tous, jusqu'au tombeau. Ces morts répandirent la terreur dans tout le pays, où l'on n'avoit point oublié que quelques années auparavant il mourut, en peu de tems, près de cinquante personnes d'une maladie de même nature, ou peu différente.

Le pouls de ces malades étoit communément plein & dur ; ils avoient presque tous la langue très-chargée, tantôt seche & tantôt humide, une toux, de vives douleurs de tête & de gorge ; ils rendoient presque tous des vers, avoient la bouche mauvaise, un grand abbatement, souvent des sueurs abondantes, & un cours de ventre, ou au moins rendoient des excrémens de très-mauvaise odeur.

M. Dargens, Chirurgien du voisinage, qui les avoit traités, m'a assûré que ceux qui étoient morts avoient refusé de se faire saigner & purger suffisamment, & qu'ils avoient mangé de la soupe & des œufs, bû du vin & du lait. Or, rien n'est plus contraire que le lait & les œufs, dans les fievres continues, putrides, qu'elles soient vermineuses, ou non.

La maladie étant évidemment une fiè-
vre inflammatoire, putride, vermineuse
& pourprée, je n'ai point balancé à faire faigner promptement les malades, du
bras & du pied, obfervant de faire couler le fang dans des vaiffeaux profonds,
précautions néceffaires pour que les parties qui le compofent ayent le tems de
prendre, en fe refroidiffant, la place
convenable à leur pefanteur fpécifique;
ce qui n'arrive point quand le vaiffeau
eft trop plat, parce que le fang fe fige
trop tôt, ni quand le fang bave le long
du bras. C'eft ce qui empêche fouvent
qu'il ne paroiffe, fur le fang, une coen-
ne, qui fe trouve prefque toujours fur
celui des gens du commun, à caufe des
alimens groffiers qui leur fervent de
nourriture, & des violens exercices aux-
quels leur état les affujettit, & qui diffi-
pe la férofité du fang. Mais lorfque le
fang paroît rouge & vermeil, les malades, ou leurs parens, ou leurs amis,
perfuadés qu'il eft très-bien difpofé, re-
fufent fouvent avec opiniâtreté de leur
en laiffer tirer, ou du moins de le faire
fuffifamment; ce qui rend leurs maladies
mortelles, ou pour le moins beaucoup
plus longues & plus dangereufes.

Le fang m'ayant donc paru coenneux,

C iiij

ou du moins dur à la furface, j'ai fait réitérer les faignées, fuivant le befoin ; je
les ai fait faire amples dans le commencement aux perfonnes fortes & vigou-
reufes, & je n'ai ceffé de faire faigner
les malades qu'après une diminution notable de la fievre & des autres accidens,
& un ramolliffement confidérable dans
le pouls. Au refte, je n'ai jamais été
obligé de faire ouvrir la veine plus de
cinq fois, ce ne fut que dans un feul cas.
C'étoit celui d'une jeune femme affez ro-
bufte, dont la fievre & les accidens furent les plus violens de tous les malades
que j'ai traités dans cet endroit. Elle
avoit le pouls plein & fort, le vifage &
les yeux enflammés, une grande douleur
de tête, & une inflammation de la luet-
te, où il parut, dès les premiers jours
de la maladie, une efcarre brune, &
plufieurs ulceres qui ont cédé à un gar-
garifme compofé avec la décoction d'orge, d'aigremoine, & le miel.

Les fueurs, les taches pourprées, les
puftules ou boutons de même nature,
les cours de ventre, & même les parotides qui paroiffent fouvent, n'étant
point critiques, loin de m'empêcher la
faignée & la purgation, &c. étoient autant de motifs qui m'engageoient à les

conseiller, afin de calmer, le plus promptement qu'il étoit possible, la violence
de la fievre, & d'évacuer les matieres
putrides qui étoient dans les premieres
voyes ; fruits des mauvais alimens, &
des eaux mal - saines, dont les malades
avoient fait usage pendant leur santé ; ou
des alimens salutaires qu'ils avoient pris
pendant leur maladie ; ou même du vin,
& des cordiaux, ou des sudorifiques
chauds dont ils usoient malgré la fievre ;
ce qui, joint à la terreur, à l'excès des
couvertures dont ils s'accabloient, au
grand feu qu'on faisoit dans les chambres des malades, dérangeoit entierement leur digestion, augmentoit la pourriture, & occasionnoit les sueurs & tous
les autres accidens dont je viens de parler.

J'ai déjà dit que plusieurs malades
avoient eu des parotides, c'est-à-dire,
des inflammations ou abscès auprès des
oreilles : cet accident symptomatique,
comme les autres, m'a paru mériter
une attention & un traitement particu-
liers. Il faut y faire, presque dès qu'elles paroissent, des incisions profondes,
afin de les dégorger promptement, &
d'empêcher qu'elles ne refluent dans le
sang ; car alors elles se jettent sou-

vent fur le poumon , au grand danger des malades, à moins qu'on ne foit
affez heureux pour le détourner par de
promptes & amples faignées , par une
diete , des boiffons convenables , & une
ou plufieurs prifes d'émétique , données
à propos ; notamment , par l'application
d'emplâtres véficatoires , aux endroits
où elles avoient paru originairement.
D'autres raifons doivent encore déterminer à traiter ainfi ces parotides , crainte que la grandeur de leur inflammation
n'étouffe les malades, ou ne leur caufe
un tranfport , ou un affoupiffement dangereux ; enfin , pour prévenir la carie
des os voifins , que peut leur caufer une
fuppuration fourde , &c. ou même pour
empêcher que le reflux de cette fuppuration dans le fang ne devienne la caufe
d'une fievre hétique , qui eft prefque toujours mortelle. Reprenons le traitement
des autres accidens.

Pour matter l'effervefcence fébrile de
toutes parts , je ne laiffois du feu dans
les chambres , & des couvertures fur les
malades , qu'autant qu'il en falloit pour
les garantir du froid , & je continuois ce
traitement jufqu'à ce que la grande ardeur de la fievre fût amortie , & qu'il
furvînt une fueur ou une moiteur cri-

tiques, c'eſt-à-dire, qui fiſſent ceſſer, ou diminuaſſent conſidérablement la fievre & les accidens les plus conſidérables.

J'employois encore, pour parvenir au même but, une grande diette, beaucoup de boiſſons appropriées, des bouillons fort legers, & de fréquens lavemens, ſur-tout quand il y avoit pareſſe du ventre ; &, quand j'y avois réuſſi, je faiſois prendre aux malades, à quelque heure que ce fût du jour, ou de la nuit, les momens étant extrêmement précieux, une doſe convenable de tartre ſtibié, en eau minérale, ſoit dans leur tiſanne, qui étoit faite d'orge, de régliſſe, de guimauve & de chiendent ; ou dans de l'eau panée, & bien paſſée, ſuivant la méthode que j'ai décrite ci-devant dans l'hiſtoire de la ſuette. J'ai même été obligé pluſieurs fois de recourir au même remede, peu de tems après ſon opération, quand il n'avoit pas ſuffiſamment évacué par le haut & par le bas. Quoi qu'il en ſoit, il leur faiſoit ſouvent jetter des vers, & produiſoit des ſelles de matieres très-fœtides, ſuivies d'une diminution notable des accidens. Quelques heures après l'opération du remede, je faiſois réitérer la ſaignée, s'il en étoit beſoin, & j'y revenois encore les jours ſuivans, lorſqu'elle me paroissoit indiquée, & que je ne trouvois point de danger à affoiblir les malades.

La grossesse n'est point une raison qui empêche de faire tirer du sang, presqu'autant que s'il étoit question des hommes, à l'exception du pied ; mais elle doit empêcher de risquer l'émétique, auquel il faut substituer des purgatifs convenables, comme je l'ai remarqué dans l'histoire de la suette.

Il faut remarquer que, malgré les évacuations que j'avois procurées, l'estomac des malades restoit quelquefois chargé, & qu'ils avoient des envies de vomir. J'examinois alors si ces accidens ne venoient point de la force de la toux, ou d'un frisson, ou de douleurs vives, fixes & continuelles de l'estomac, ou de quelqu'autre partie du bas-ventre, ou de l'effet d'une saignée, &c. Dans ces circonstances, il seroit souvent pernicieux, sur-tout dans celle des douleurs dont je viens de parler, de donner l'émétique, comme on le fait quelquefois mal-à-propos. Mais lorsque j'étois convaincu que la durée des accidens avoit pour cause de mauvaises humeurs, je revenois à l'eau minérale, je veux dire, au tartre stibié, donné comme il a été dit ; ou,

s'il n'y avoit qu'une fimple tenfion du
ventre fans douleurs confidérables , &
même quand les dernieres fèlles fentoient toujours très-mauvais , je donnois
quelque purgatif doux , comme une légere décoction de caffe & de fenné , où
je faifois diffoudre la manne & le fel de
feignette , augmentant ou diminuant la
dofe , fuivant l'indication. Quand il y
avoit des cours de ventre de matieres
fort puantes , j'employois la manne & la
rhubarbe , ou le catholicon double ; &
même , fi les malades avoient une averfion décidée pour les purgatifs , j'y fub-
ftituois une eau minérale légere , je veux
dire , une boiffon faite avec environ
deux livres de leur tifanne , ou d'eau panée bien paffée , où je faifois diffoudre ,
à leur infçu , trois ou quatre grains de
tartre ftibié , pour prendre par verrées ,
environ de trois en trois quarts-d'heure ;
boiffon qu'ils prenoient fans fçavoir qu'il
y eût du tartre ftibié , qui étant ainfi donné à petite dofe , & de loin à loin , n'é-
toit pas capable de leur caufer alors le
vomiffement.

Il ne me refte plus qu'à faire obferver
que quand les malades étoient fort foibles , & qu'ils avoient le pouls mou &
petit, peu de chaleur à la peau , fouvent

moins qu'en état de fanté , & cependant
qu'ils avoient befoin d'être évacués par
le haut ou par le bas ; je leur faifois prendre le tartre ftibié , ou autres purgatifs ,
dans de bon vin , ou dans quelque potion
cordiale dont je leur donnois quelques
verrées , pendant & après leur effet , pour
foutenir , fouvent même pour ranimer
leurs forces ; & je continuois à les purger de la forte , de deux jours l'un , quelquefois plus fouvent , & prefque continuellement , avec le tartre ftibié , donné
ainfi à petite dofe de loin en loin , ou
avec d'autres purgations convenables ,
fi leurs felles fentoient toujours très-
mauvais , comme je le faifois auffi pour
les autres malades dont les felles étoient
très-puantes ; parce qu'une très - petite
quantité de ces matieres fert comme de
levain pour communiquer fa mauvaife
qualité à la bile & aux différentes humeurs qui fe rencontrent dans les premieres voyes, aux boiffons & aux bouillons , & à bien plus forte raifon aux alimens , quoique de facile digeftion , &
que l'on prend alors même en fort petite
quantité, qu'on ne doit donner que quand
les malades font fans fievre , ayant la
bouche bonne , la langue point ou peu
chargée , du goût & de l'appétit , & que

leurs felles ne fentent pas fi mauvais qu'en état de fanté.

Comme il y avoit des vers chez la plû-part d'entr'eux, j'ordonnois, dans l'in-tervalle des purgations, ou du tartre ftibié, des bols vermifuges faits avec dix grains de mercure doux, douze grains de rhubarbe en poudre, & autant de *fe-men contra*, incorporés dans une fuffi-fante quantité de fyrop de chicorée, compofé de rhubarbe, ou à fon défaut dans du miel, pour prendre en deux fois, l'une le matin, l'autre quatre ou cinq heures après midi, les faifant envelop-per dans du pain à chanter, & faifant avaler par-deffus un verre de tifanne, ou d'eau panée.

J'ai déjà dit que je faifois obferver aux malades un régime de vie fort exaêt, jufqu'à ce que leur fievre fût entierement paffée, & qu'ils euffent été bien purgés. Tant que la fievre étoit forte, cinq ou fix bouillons étoient le partage de vingt-quatre heures ; enfuite j'en permettois de plus forts & de plus fréquens ; je les faifois purger de tems en tems dans la convalefcence, pour éviter des rechû-tes, toujours très - dangereufes, & fur-tout après les fievres putrides. Je leur recommandois, pour la même raifon, de prendre, plûtôt moins que plus, des alimens les plus fains, les plus faciles à digérer, & lès plus nourriffans, comme foupes, panades affez claires, œufs à la coque, &c. & de ne point s'expofer trop tôt à des travaux ou à des exercices fatiguans. Avec ces attentions, il ne m'eft mort aucun malade, malgré le grand nombre que j'ai traités.

Il s'en eft trouvé qui pendant la force de leur fievre ont eu la peau fort rouge, & quelquefois gonflée, & affez rude fur toute l'habitude du corps, qui s'eft pelée pendant & après leur convalefcence. Ils avoient pourtant été faignés, ou ils avoient eu d'abondantes hémorrhagies critiques, que j'avois laiffé continuer, parce qu'elles tenoient lieu de faignées. D'autres, après un nombre fuffifant de faignées & de purgations, ont été totalement guéris, par des fueurs, ou moiteurs critiques, qui leur font furvenues principalement après le fept de leur maladie.

J'ai expreffément défendu à ces malades l'ufage du vin, & bien plus encore celui de l'eau-de-vie, & de toute autre liqueur fpiritueufe, tous les cordiaux chauds, & même la trop grande chaleur qu'on entretenoit dans leurs chambres,

&

& le trop de couvertures , ayant toujours remarqué que tout cela faifoit les
plus mauvais effets fur des malades attaqués d'une grande fievre , ou d'une
chaleur confidérable , ou qui avoient le
pouls fort grand , ou dur , ou la langue
feche , ou de vives douleurs de tête ,
ou de quelqu'autre partie , fur-tout interne , ou quelque efpece d'hémorrhagie
que ce foit.

Il en eft de même des pleuréfies , des
fluxions de poitrine , fouvent même des
rhumes de gofier , ou de poitrine , que
j'ai vû dégénérer en fquinancies , ou en
fluxions de poitrine.

J'en dis autant des rougeoles & des
petites véroles , quelquefois difcretes &
fort légeres , que cette dangereufe méthode a rendues malignes , & fouvent
même mortelles ; car la rougeole fort
ainfi que la petite vérole , & celle-ci ne
fuppure jamais mieux , que quand des
faignées , un régime de vie convenable ,
des purgations & des boiffons appropriées , ont réduit la fievre & la chaleur
à de juftes bornes. Trop de fang , ou de
chaleur , fait fouvent dans ces maladies
le même effet qu'elle produit fur la vian-
de qu'on veut faire rôtir ou griller ; elle
la noircit & la brûle , au lieu de lui don-

D

ner une cuiffon convenable. Il en arrive
autant aux plantes expofées à un foleil
trop chaud, ou plantées dans un terrein
trop fec & trop brûlé ; & aux fruits de
la terre, qui fe deffechent, au lieu de
croître & d'acquérir un degré convenable de maturité. Cette vérité eft prou-
vée par une très-grande quantité de faits
bien remarquables, dont on voit fouvent des exemples bien fenfibles.

J'ai auffi obfervé combien ce dernier
régime eft dangereux dans prefque toutes les maladies accompagnées d'une
grande chaleur, ou d'une foif confidérable, qui font devenues mortelles, ou
du moins bien plus opiniâtres & bien
plus dangereufes.

Il y a pourtant des cas dans les maladies, où un peu de bon vin fait un fort
bon effet, fur-tout chez ceux qui n'en
font point habituellement ufage ; c'eft,
lorfque les malades n'ont point la lan-
che feche, & que la chaleur de leur peau
n'excede point la naturelle ; qu'il n'y a
plus, ni vives douleurs dans quelque
partie, ni hémorrhagie de quelque nature qu'elle foit, & fur-tout quand les
malades ont été affoiblis par une longue
diette, par beaucoup de faignées, par
d'abondantes hémorrhagies, des fueurs,

des cours de ventre confidérables ; & que
le pouls n'eft pas grand , & qu'il a de la
foupleffe. Le vin dans ce cas ne peut que
ranimer leurs forces , & aider leur convalefcence.

Il eft important de remarquer que l'a-
bus du vin & des cordiaux chauds, vient
de l'erreur , où l'on eft communément ,
au fujet de la foibleffe dont les malades
fe plaignent. Il y en a de deux fortes ,
qui demandent des fecours entierement
oppofés , la véritable & la fauffe foibleffe.

La véritable foibleffe eft la fuite d'u-
ne longue abftinence , d'une quantité
de faignées , des hémorrhagies abondantes , des cours de ventre , purgations , fueurs , ou autres évacuations
naturelles ou artificielles , qui ont été
abondantes , ou qui font venues mal-à-
propos. Elle n'eft accompagnée , ni de
chaleur ni de foif notables ; le pouls eft
mollet , plus petit que grand , & la peau
moins chaude que dans l'état de fanté.
Dans cet état , le bon vin pris modéré-
ment , quelques cordiaux chauds , de
bons alimens , & de facile digeftion , ad-
miniftrés fur-tout par des perfonnes intelligentes , qui ont attention de ne point
porter le feu dans le fang des malades , &

de ne leur point donner trop de nourriture ; le repos , & quelquefois l'abbaif-
fement de la tête produifent de bons
effets.

La fauffe foibleffe eft plûtôt un acca-
blement des forces qu'un défaut ; ordinairement le pouls des malades eft grand,
fort , ou dur : quelquefois il eft concen-
tré & petit ; quelquefois auffi il eft fem-
blable à celui des perfonnes en fanté ,
& pour lors c'eft un figne de malignité , fur - tout quand ce pouls fe trouve
combiné avec quelque fymptôme , ou
accident plus confidérable que la nature
de la fievre ne le comporte. Ces efpeces
de pouls font telles dès le commencement , ou dans l'augmentatiou , & même dans le fort de la maladie, & fans
que les malades aient été affoiblis par
les caufes qui produifent la véritable foibleffe , & font l'effet d'une trop grande
quantité , ou d'une trop grande raréfaction du fang , ou de fon épaififfement ,
d'un poifon , de quelque grande paffion ,
des vers , ou des matieres indigeftes ,
putrides , ou malignes , qui fe trouvent
dans les premieres voyes ; d'une inflammation , ou d'une difpofition inflammatoire de quelque partie interne , & particulierement du cerveau , ou du cerve-

let , ou de l'eſtomac ; accident qui produit ſouvent le même effet que l'yvreſſe
cauſée par les boiſſons ſpiritueuſes , laquelle produit auſſi la fauſſe foibleſſe.
Dans ces circonſtances , les cordiaux
chauds , le vin , &c. ſont pernicieux : des
ſaignées , des purgatifs , des émétiques ,
des lavemens , des boiſſons & un régime
convenables , un air & un lit tempérés ,
& plûtôt un peu froid que chaud , quelquefois l'élevation de la tête , & d'autres ſecours analogues appliqués par des
perſonnes intelligentes , ſont les ſeuls
qu'on puiſſe employer avec ſuccès , &
l'on peut compter que les moindres fau-
tes commiſes dans le traitement de ces
maladies ne peuvent que leur être très-
préjudiciables.

C'eſt faute de diſtinguer ces différentes foibleſſes, que l'on eſt ſi prévenu contre la ſaignée , toutes les fois qu'il y a
défaut de forces. Cette prévention s'é-
tend même beaucoup plus loin ; car
combien de gens ne veulent point ſouffrir
qu'on les ſaigne dans les maux d'yeux ,
dans les cours de ventre, dans les ſueurs,
dans divers rhumes , & dans une infinité
d'autres cas, comme paralyſies, enflures,
&c. Il faut convenir que ſi ces accidens
ſont compliqués avec une , ou pluſieurs

caufes de la véritable foibleffe dont il a été parlé ci-devant, & qu'ils foient cara-ctérifés par fes fignes, la faignée n'y convient pas fouvent, & y eft prefque toujours très-préjudiciable ; mais quand ils fe trouvent compliqués avec les caufes de la fauffe foibleffe, la faignée, les purgations, les lavemens, les boiffons & un régime convenables, employés par une perfonne prudente & intelligente, font les effets les plus avantageux.

J'ai vû plufieurs fois, en France & dans les pays étrangers, des taches pourprées, des éruptions milliaires, & d'autres exanthemes inflammatoires, fur la peau des malades, fur-tout d'un tempérament vif & échauffé, foit par la difpofition de leur fang, foit par la chaleur du climat ou de la faifon, foit par le trop grand feu qu'on entretenoit dans leurs chambres, ou la chaleur immodérée de leurs lits, foit par rapport à l'ufage du vin, ou autres liqueurs échauffantes, ou des cordiaux chauds, foit pour avoir trop pris d'alimens, ou les avoir pris en petite quantité, mais mal-à-propos. On auroit prévenu ces accidens, fi on leur avoit tiré du fang, & qu'on leur eût fait prendre des émétiques, des purgations, des lavemens, des boiffons & des bouil-

lons appropriés à l'état des fébricitans ;
qu'on leur eût fait respirer un air tem-
péré, & observer un régime convenable. Tant il est vrai que des secours appropriés guérissent aisément des maladies, qu'un mauvais traitement rend
quelquefois mortelles, ou du moins fort
dangereuses.

La fievre milliaire, ou le pourpre
blanc accompagné de fievre, est un accident aujourd'hui très - commun parmi
les femmes Allemandes nouvellement
accouchées, & même parmi les Fran-
çoises, dont elle fait périr un assez grand
nombre. Cet accident arrive presque toujours de leur négligence à se faire suffisamment saigner pendant leur grossesse ;
d'une nourriture trop abondante que des
exercices ou des travaux convenables ne
dissipent pas ; de l'usage du vin, ou du
caffé, ou de rôties au vin & au sucre,
&c. pris en trop grande quantité, ou à
contre-tems, comme peu de tems après
leur accouchement, sur-tout avant que
la fievre de lait soit passée ; de la chaleur
excessive de leurs lits, ou de leurs chambres ; du peu de soin qu'elles ont pendant
leur grossesse, & même pendant leur cou-
che, de s'entretenir le ventre fort libre
au moyen des lavemens, bouillons, boiffons, & régime convenables.

Je pourrois m'étendre beaucoup plus sur le même sujet ; mais je fais un mémoire, & non pas un livre. J'en ai d'ailleurs dit assez, & j'ai rapporté des exemples assez frappans du danger des préjugés vulgaires, pour en faire goûter aux personnes sensées, & qui connoissent le prix de la vie, une méthode aussi simple, & aussi peu embarrassante, que celle que j'ai décrite d'après les observations que j'ai faites en différens pays, sur différens peuples, & sur un grand nombre de malades attaqués de ces dangereuses maladies. Je souhaite que ce Mémoire soit aussi utile à plusieurs de ses lecteurs, que j'ai de plaisir à leur communiquer mes observations, & que je suis autorisé à les assûrer de leur exacte vérité.

APPROBATION.

J'Ai lû, par ordre de Monseigneur le Chancelier, un Manuscrit intitulé *Méthode aisée & peu coûteuse de traiter avec succès plusieurs maladies épidémiques*, &c. *Par M. DE MEYSEREY.* Je n'y ai rien trouvé qui puisse en empêcher l'impression ; & j'ai cru même que cette dissertation, fondée sur des faits de pratique, pourroit contribuer à détruire les préjugés qui sont si funestes aux gens de la campagne. A Paris ce 28 Août 1742.

LAVIROTTE.

PERMISSION DU ROY.

LOUIS par la grace de Dieu, Roi de France & de Navarre : A nos amés & feaux Conseillers les Gens tenans nos Cours de Parlemens, Maîtres des Requêtes ordinaires de notre Hôtel, Grand Conseil,

Prevôt de Paris, Baillifs, Sénéchaux, leurs Lieute-
nans Civils, & autres nos Justiciers qu'il appartiendra;
SALUT. Notre bien amé le Sieur DE MEYSEREX,
Docteur en Médecine, Nous a fait exposer qu'il desi-
reroit faire imprimer & donner au public un ouvrage
de sa composition qui a pour titre *Méthode aisée & peu
coûteuse de traiter avec succès plusieurs maladies épidémiques*, &c. s'il nous plaisoit lui accorder nos Lettres de
permission pour ce nécessaires. A ces causes, voulant fa-
vorablement traiter l'exposant, nous lui avons permis &
permettons par ces présentes de faire imprimer sond. ouvrage en un ou plusieurs volumes, & autant de fois que
bon lui semblera; & de le faire vendre & débiter par
tout notre Royaume pendant le tems de trois années
consécutives, à compter du jour de la date des présentes; faisons défenses à tous Imprimeurs, Libraires,
& autres personnes de quelque qualité & condition
qu'elles soient, d'en introduire d'impression étran-
gere dans aucun lieu de notre obéissance; à la charge
que ces présentes seront enregistrées tout au long sur
le registre de la Communauté des Imprimeurs & Libraires de Paris, dans trois mois de la date d'icelles; que l'impression dudit ouvrage sera faite dans
notre Royaume & non ailleurs, en bon papier &
beaux caracteres, conformément à la feuille imprimée, attachée pour modele sous le contrescel des présentes; que l'Impétrant se conformera en tout aux
Réglemens de la Librairie, & notamment à celui du
10 Avril 1725; qu'avant de l'exposer en vente, le
manuscrit qui aura servi de copie à l'impression dudit
ouvrage, sera remis, dans le même état où l'approba-
tion y aura été donnée, ès mains de notre très-cher &
féal Chevalier, Chancelier de France, le sieur de LA-
MOIGNON, & qu'il en sera ensuite remis deux exem-
plaires dans notre Bibliotheque publique, un dans
celle de notre Château du Louvre, un dans celle de
notredit très-cher & féal Chevalier Chancelier de
France, le sieur DE LAMOIGNON, & un dans celle
de notre très-cher Chevalier Garde des Sceaux de
France, le sieur DE MACHAULT, Commandeur de
nos Ordres, le tout à peine de nullité des présentes;
du contenu desquelles vous mandons & enjoignons de
faire jouir ledit Exposant & ses ayans cause, pleine-
ment & paisiblement, sans souffrir qu'il leur soit fait
aucun trouble ou empêchement, VOULONS qu'à la

copie des préfentes qui fera imprimée tout au long au
commencement ou à la fin dudit ouvrage, foi foit
ajoûtée comme à l'original. COMMANDONS au
premier notre Huiſſier ou Sergent fur ce requis, de
faire pour l'exécution d'icelles tous actes requis &
néceſſaires, fans demander autre permiſſion, & nonobſ-
tant clameur de Haro, Chartre Normande, & Lettres
à ce contraires; CAR tel eſt notre plaifir. DONNE' à
Verſailles le quinzieme jour du mois de Septembre,
l'an de grace mil fept cinquante-deux, & de notre Re-
gne le trente-huitieme. Par le ROY en ſon Conſeil,

Signé, SAINSON.

*Regiſtré fur le Regiſtre XIII. de la Chambre royale des
Libraires & Imprimeurs de Paris, nº. 40. fol. 19. conformément au Réglement de 1723, qui fait défenſes, art.
4, à toutes perſonnes, de quelque qualité qu'elles ſoient,
autres que les Libraires ou Imprimeurs, de vendre, débiter, & faire afficher aucuns livres, pour les vendre en leurs
noms, ſoit qu'ils s'en difent les Auteurs, ou autrement;
& à la charge de fournir à la ſuſdite Chambre neuf Exem-
plaires preſcrits par l'article 108. du même Réglement. A
Paris, le 19 Septembre mil ſept cens cinquante-deux.*

Signé, COIGNARD, Syndic.